Préface

Dans la trame complexe et infiniment nuancée des relations humaines, la séduction se profile comme une danse subtile entre la conscience et l'expression. Ce livre, bien plus qu'un manuel pour capturer l'intérêt d'un partenaire, est une quête vers la compréhension profonde de l'humanité et la reconnaissance de notre propre essence consciente. À l'image de Jean Valjean dans "Les Misérables" de Victor Hugo, nous sommes souvent confrontés à un miroir de notre âme, où nous devons choisir qui être et quelle voie suivre. Comme lui, nous sommes appelés à élever notre regard et à dialoguer avec les parties cachées de notre être, pour trouver non seulement l'amour chez autrui mais aussi la rédemption en nous-même.

La recherche proustienne de la temporalité et de la mémoire dans "À la recherche du temps perdu" nous rappelle que la séduction est intimement liée à l'éveil des sens et à la puissance évocatrice des souvenirs. La madeleine trempée dans le thé n'est pas qu'une réminiscence mélancolique, mais un appel à reconnaître que nos expériences les plus profondes façonnent la manière dont nous aimons et sommes aimés.

Dans la tradition shakespearienne, "Être ou ne pas être" ne se limite pas à une question d'existence mais devient une interrogation sur la nature de l'engagement et de la passion. Hamlet, avec sa profonde introspection, nous incite à réfléchir sur le poids de nos actions et la sincérité de nos intentions dans la danse de la séduction.

Raskolnikov, le personnage torturé de "Crime et Châtiment", nous confronte à la moralité de nos actes. Dans la séduction, nous devons aussi nous demander si nos actes sont justes et si notre conscience est claire, car c'est dans la clarté de nos intentions que nous trouvons la véritable connexion avec l'autre.

Ainsi, vous êtes invitées, chères lectrices, à entamer ce voyage non seulement pour améliorer votre capacité à séduire, mais également pour vous enrichir vous-mêmes. Car c'est en comprenant les principes invisibles mais persistants qui régissent les relations humaines que vous pourrez modeler votre vie selon vos désirs les plus profonds et trouver épanouissement et amour véritable.

INTRODUCTION : APPRENDRE À DÉSAPPRENDRE

La quête de l'amour et du partenaire idéal est un voyage complexe, parsemé d'illusions, de croyances et d'habitudes qui peuvent nous éloigner de nos véritables aspirations. En tant que femmes modernes, il est impératif de prendre un moment pour réfléchir, se remettre en question et adopter une nouvelle perspective. C'est ici que commence notre aventure : apprendre à désapprendre.

Désapprendre, c'est remettre en question les idées préconçues, les normes sociétales et les influences culturelles qui ont façonné notre vision de l'amour, du couple et de la relation idéale. C'est comprendre que le féminisme, dans sa forme la plus émancipatrice, nous invite à être les maîtresses de notre destin, y compris dans le domaine amoureux. Cependant, il est crucial de distinguer entre l'aspiration à l'égalité et l'idéologie qui prône le célibat comme forme suprême d'indépendance. Le véritable épanouissement réside dans le choix conscient et éclairé, non dans le rejet systématique du partenariat amoureux.

La santé physique et mentale est le pilier de toute vie épanouissante. Prendre soin de soi, c'est cultiver un terrain fertile pour l'amour et les relations saines. Cela implique de prêter attention à notre corps, à notre esprit et à notre bien-être émotionnel. Lorsque nous sommes en paix avec nous-mêmes, lorsque nous nous aimons et nous respectons, nous attirons naturellement des partenaires qui reflètent cette harmonie.

Notre milieu social joue un rôle prépondérant dans nos attentes et nos opportunités amoureuses. Il est essentiel de reconnaître l'influence de notre entourage et d'oser élargir nos horizons. Cela peut signifier sortir de notre zone de confort, fréquenter des lieux différents, rencontrer des personnes variées et s'ouvrir à de nouvelles expériences. C'est en diversifiant nos interactions que nous augmentons nos chances de rencontrer des hommes exceptionnels, qui partagent nos valeurs et aspirations.

En somme, apprendre à désapprendre est un acte de courage et de libération. C'est choisir de prendre le contrôle de notre vie amoureuse, de déconstruire les mythes et de bâtir une relation authentique et épanouissante. Le chemin est peut-être semé d'embûches, mais le jeu en vaut la chandelle. Bienvenue dans cette aventure transformatrice, à la

découverte de soi et à la quête de l'amour véritable.

J'espère que cette introduction vous inspirera et posera les bases pour les chapitres suivants de votre livre.

CHAPITRE 1 : MISE A JOUR

L'apparence physique joue un rôle prépondérant dans la formation de la première impression, particulièrement lors d'une première rencontre. Il est donc impératif de soigner son apparence pour véhiculer une image positive et conforme à l'image que l'on souhaite projeter.

1 le court therme

La Qualité avant la Marque

Optez pour des vêtements de bonne qualité, bien coupés et confectionnés dans des tissus durables. Le 100% coton est une excellente option, offrant à la fois confort et longévité. Les vêtements bon marché peuvent parfois sembler une bonne affaire, mais ils se dégradent rapidement et peuvent donner une impression de négligence.

Éviter le Vulgaire, Adopter l'Élégance

Fuyez les vêtements trop serrés, les monogrammes

ostentatoires et les accessoires trop voyants. Ces éléments peuvent être perçus comme vulgaires et manquer de classe. À la place, choisissez des pièces élégantes et subtiles qui parlent d'elles-mêmes. Les chemisiers, les jeans droits de bonne qualité, et les accessoires discrets sont d'excellents choix.

Maîtriser la Palette de Couleurs

Apprenez à connaître les couleurs qui vous mettent en valeur et évitez celles qui peuvent être trop criardes. Les couleurs neutres comme le blanc, le bleu marine et le beige sont des valeurs sûres et faciles à assortir. Si vous souhaitez ajouter une touche de couleur, optez pour des teintes qui complètent votre carnation.

Un Maquillage Subtil et Naturel

Le maquillage doit sublimer votre beauté naturelle, et non la masquer. Si vous avez des imperfections cutanées, privilégiez les soins de la peau aux produits de maquillage lourds et couvrants. Un maquillage léger et naturel est toujours plus élégant et attrayant.

Les Tatouages : Un Atout Mystérieux

Si vous avez des tatouages, sachez les mettre en valeur ou les dissimuler selon les circonstances. Ils peuvent ajouter une touche de mystère à votre personnalité, mais veillez à ce qu'ils ne soient pas trop voyants ou provocants.

La Coiffure et la Manucure : Les Détails qui Comptent

Votre coiffure et votre manucure sont deux éléments essentiels de votre apparence. Optez pour une coiffure qui met en valeur la forme de votre visage et qui est facile à entretenir. Vos ongles doivent être propres et bien soignés. Si vous optez pour une manucure, choisissez une couleur discrète ou une french manucure.

Les Accessoires : La Touche Finale

Les accessoires sont la touche finale de votre tenue. Choisissez des bijoux délicats et élégants, et évitez les gros bijoux clinquants. Une belle montre, un sac à main de bonne qualité et une écharpe en soie peuvent ajouter une touche de sophistication à votre tenue.

L'Importance de la Lingerie

La lingerie est un élément clé de votre garde-robe, bien qu'elle soit cachée. Investissez dans de la lingerie de bonne qualité qui vous fait sentir confiante et sexy. Elle doit être confortable et bien ajustée pour mettre en valeur vos formes sans créer de marques visibles sous vos vêtements.

L'Attitude : Votre Atout Majeur

Au-delà de votre apparence, votre attitude est cruciale. Marchez avec assurance, tenez-vous droite et regardez les gens dans les yeux. Votre confiance en vous et votre estime de soi se reflètent dans votre posture et votre démarche. Soyez souriante, ouverte et positive.

En résumant, une apparence soignée et élégante est essentielle pour attirer un homme de haute qualité. Cela reflète votre estime de soi, votre attention aux détails et votre respect de vous-même. En investissant en vous et en prenant soin de votre apparence, vous envoyez un message fort au monde sur la personne que vous êtes et sur la qualité de l'homme que vous souhaitez attirer dans votre vie.

CHAPITRE 2 : TROUVER SA CIBLE

1 :Où Trouver des Hommes Intéressants

La quête d'un homme exceptionnel commence par la connaissance des terrains de jeu les plus propices à leur rencontre. Ces hommes de qualité, ambitieux et accomplis, fréquentent des lieux qui reflètent leur statut et leurs aspirations. Voici un guide des endroits et situations où vous êtes susceptible de croiser leur chemin.

- **Événements Professionnels et Conférences**: Les séminaires, conférences et autres événements liés à l'industrie sont des lieux de prédilection pour rencontrer des hommes ambitieux et carriéristes. Que vous y assistiez en tant que participante ou conférencière, assurez-vous d'être bien préparée, tant sur le plan intellectuel que vestimentaire, afin de faire une première impression mémorable.

• **Galas et Événements de Bienfaisance**: Les soirées de gala et les événements caritatifs attirent souvent un public aisé et engagé. C'est l'occasion idéale de rencontrer des hommes qui non seulement réussissent professionnellement, mais qui ont également un cœur et une conscience sociale.

• **Clubs et Associations Professionnels**: Adhérer à des clubs et associations en lien avec votre domaine professionnel ou vos passions est un excellent moyen de tisser des liens avec des individus partageant les mêmes intérêts.

• **Lieux de Détente Haut de Gamme**: Les restaurants et bars huppés, ainsi que les clubs privés, sont des lieux où les hommes d'affaires aiment se détendre après une longue journée de travail. Fréquenter ces établissements peut augmenter vos chances de croiser la route de l'homme idéal.

• **Voyages et Séjours dans des Destinations Prestigieuses**: Les hommes fortunés et réussis apprécient les belles choses de la vie, y compris les voyages dans des destinations exotiques et luxueuses. Participer à des croisières haut de gamme, séjourner dans des hôtels 5 étoiles ou visiter des lieux prisés par l'élite peut s'avérer être une stratégie gagnante.

• **Événements Culturels et Artistiques**: Les expositions d'art, les vernissages, les concerts de musique classique et les spectacles de théâtre sont autant d'occasions pour côtoyer des hommes cultivés et raffinés.

• **Activités Sportives de Luxe**: Le golf, le tennis, la voile et l'équitation sont des sports prisés par l'élite. Participer à ces activités, que ce soit en tant que pratiquante ou spectatrice, peut vous ouvrir les portes de réseaux exclusifs.

• **Réseaux Alumni et Anciens Élèves**: Si vous êtes diplômée d'une université ou d'une grande école, n'hésitez pas à participer aux événements organisés par l'association des anciens élèves. Cela peut être une opportunité en or de renouer avec d'anciens camarades qui ont réussi dans leur domaine.

En somme, la clé pour rencontrer des hommes intéressants est d'élargir vos horizons, de sortir de votre zone de confort et de vous immerger dans des milieux qui reflètent les qualités et les aspirations de l'homme que vous recherchez. Soyez curieuse, ouverte et prête à explorer de nouveaux territoires pour trouver l'homme exceptionnel qui saura combler vos attentes.

2 Comprendre la Triade Noire chez l'Homme

La Triade Noire est un concept en psychologie qui regroupe trois traits de personnalité sombres : le narcissisme, le machiavélisme et la psychopathie. Il est intéressant de noter que ces traits peuvent parfois être présents chez des hommes qui connaissent un grand succès, en particulier dans des domaines compétitifs comme les affaires ou la politique. Il est donc crucial de comprendre ces traits pour mieux les identifier et savoir comment interagir avec les individus qui les possèdent.

- **Narcissisme**: Les individus narcissiques ont une image grandiose d'eux-mêmes, un besoin d'admiration constante et un manque d'empathie. Ils peuvent exceller dans des environnements compétitifs car ils sont motivés par le désir de succès et de reconnaissance. Cependant, leur manque d'attention aux besoins des autres peut rendre les relations personnelles difficiles.

Conseils pour les Reconnaître et les Éviter: Recherchez des signes de grandeur de soi, de besoin constant d'attention et de manque d'intérêt pour les besoins des autres. Un homme narcissique peut vous séduire avec son charme et sa confiance en lui, mais il est important de reconnaître ces traits et de les considérer comme des drapeaux rouges dans une relation.

- **Machiavélisme**: Les individus machiavéliques sont manipulateurs, stratégiques et focalisés sur leurs propres intérêts. Ils peuvent atteindre des positions de pouvoir car ils sont habiles à naviguer dans les structures sociales et à utiliser les autres pour atteindre leurs objectifs. Bien que ces traits puissent conduire au succès professionnel, ils peuvent être toxiques dans les relations personnelles.

Conseils pour les Reconnaître et les Éviter: Soyez vigilant face aux tentatives de manipulation et aux stratégies visant à vous utiliser pour atteindre leurs objectifs. Méfiez-vous des promesses trop belles pour être vraies et des comportements qui semblent calculés.

- **Psychopathie**: Les individus psychopathes manquent d'empathie, sont impulsifs et peuvent avoir des comportements antisociaux. Ils peuvent réussir dans des environnements où le risque et l'audace sont récompensés, car ils ne craignent pas les conséquences de leurs actions. Cependant, leur impulsivité et leur manque de remords peuvent les rendre dangereux dans les relations personnelles.

Conseils pour les Reconnaître et les Éviter: Éloignez-vous des individus qui semblent prendre des risques inutiles, qui manquent de remords pour leurs actions passées et qui montrent des signes de comportement antisocial.

Il est crucial de comprendre que, bien que certains traits de la Triade Noire puissent être associés à la réussite et au pouvoir, ils ne sont pas souhaitables dans une relation épanouissante et saine. Les hommes les plus vertueux et dignes d'intérêt sont ceux qui ont appris à maîtriser et à canaliser ces aspects sombres de leur personnalité.

Ces individus ont effectué un travail introspectif significatif et ont développé une maturité émotionnelle qui leur permet de reconnaître leurs propres failles et de travailler à les améliorer. Ils sont capables de mettre de côté leur égo pour créer des connexions authentiques et significatives, et ils valorisent les relations basées sur le respect mutuel et la bienveillance.

En recherchant un partenaire, il est essentiel de porter votre attention sur ces hommes qui montrent non seulement du succès et de la confiance, mais également de l'intégrité, de l'empathie et un engagement envers le bien-être des autres. Ce sont ces qualités qui, en fin de compte, conduisent à une relation durable et épanouissante.

Ainsi, au lieu de vous laisser séduire par le charisme superficiel ou le pouvoir apparent, cherchez à découvrir le véritable caractère d'un homme. Observez comment il traite les autres, son attitude face aux échecs et sa capacité à reconnaître ses propres erreurs. Un homme qui a apprivoisé les aspects sombres de sa personnalité et qui s'efforce constamment de s'améliorer est celui qui sera véritablement capable de vous offrir l'amour, le soutien et la stabilité que vous méritez.

CHAPITRE 3 : LES RED FLAGS, SIGNAUX D'ALERTE DANS LE COMPORTEMENT D'UN HOMME

Lorsque vous rencontrez quelqu'un de nouveau, il est crucial de rester attentif à certains comportements qui peuvent indiquer des problèmes potentiels plus tard dans la relation. Ces "red flags" ou signaux d'alerte doivent vous inciter à la prudence et peuvent même être des raisons pour mettre fin à la relation avant qu'elle ne devienne sérieuse.

Red Flag #1: Contrôle et Jalousie Excessifs

Signes à Surveiller :

- Insistance pour savoir où vous êtes et avec qui en permanence.
- Réactions négatives si vous passez du temps sans lui.
- Tentatives de vous isoler de votre famille et de vos amis.

Conseils d'Action :

- Établissez des limites fermes concernant votre indépendance.
- Ayez une conversation claire sur la confiance.
- Si le comportement persiste, envisagez de terminer la relation pour préserver votre liberté.

Red Flag #2: Manque de Communication et Évitement

Signes à Surveiller :

- Réponses tardives ou absences de réponse à vos messages ou appels.
- Évitement des discussions sérieuses ou des questions sur le futur de la relation.
- Changements d'humeur fréquents sans explication.

Conseils d'Action :

- Communiquez vos besoins en matière de communication clairement.
- Si le problème persiste,

réfléchissez à la compatibilité de vos besoins de communication.

Red Flag #3: Irrespect et Critiques Négatives

Signes à Surveiller :

• Commentaires dégradants ou humiliants, même déguisés en blagues.

• Manque de respect envers vos choix ou opinions.

• Critiques constantes sur votre apparence ou comportement.

Conseils d'Action :

• Affirmez votre estime de soi et refusez de tolérer le manque de respect.

• S'il n'y a pas d'amélioration, prenez cela comme un signal pour vous éloigner.

Red Flag #4: Inconsistance et Fiabilité Douteuse

Signes à Surveiller :

• Promesses non tenues de manière répétée.

• Absence lorsqu'on a besoin de lui, sans raison valable.

• Comportement fluctuant qui vous laisse dans l'incertitude.

Conseils d'Action :

• Discutez de l'importance de la fiabilité et de la conséquence des actes.

• Si aucune amélioration n'est notée, il pourrait être sage de reconsidérer la relation.

Red Flag #5: Passé Relationnel Problématique

Signes à Surveiller :

•	Parle de ses ex de manière systématiquement négative.

•	Montre des signes de non-résolution des relations passées.

•	Comportement suspect qui pourrait indiquer qu'il n'est pas totalement passé à autre chose.

Conseils d'Action :

•	Observez si les problèmes du passé se répètent avec vous.

•	En cas de doute, prenez du recul pour évaluer la situation avec objectivité.

Red Flag #6: Agressivité ou Colère Inappropriée

Signes à Surveiller :

•	Sur-réactions à des situations mineures.

•	Usage de la force ou intimidation pour résoudre des conflits.

•	Expression d'émotions extrêmes qui semblent hors de proportion.

Conseils d'Action :

•	Ne jamais tolérer la violence sous aucune forme. Cherchez de l'aide extérieure si nécessaire.

•	Soyez claire sur les limites et ne les laissez pas être franchies.

Lorsque vous remarquez un ou plusieurs de ces signaux d'alerte, il est essentiel de prendre du recul et d'évaluer la situation. Faites confiance à votre intuition et n'ignorez pas les avertissements que votre conscience vous envoie. La sécurité et le respect doivent toujours être vos priorités dans toute relation. Si vous vous sentez mal à l'aise ou en danger, il est primordial de chercher de l'aide et de vous protéger.

CHAPITRE 4 : MISE EN PRATIQUE

1. L'Indépendance Émotionnelle : Fondation de la Quête Amoureuse

La recherche d'un partenaire est souvent associée à une quête de complétude émotionnelle. Cependant, une dépendance affective peut nuire à votre capacité à choisir un compagnon approprié et à maintenir une relation saine et équilibrée. L'indépendance émotionnelle signifie être pleinement heureuse et satisfaite de soi-même avant de chercher à l'être avec quelqu'un d'autre.

a. La Complétude en Soi
Commencer par construire une vie dont vous êtes la protagoniste principale et non un personnage secondaire dans l'histoire de quelqu'un d'autre. Cultivez vos passions, carrières, et amitiés. Cela vous procurera une base solide de bonheur et de confiance

en soi, qui est non seulement attirante mais aussi cruciale pour une relation saine.

b. Éviter la Co-Dépendance
L'indépendance émotionnelle vous protège contre les relations co-dépendantes où le bonheur de l'un est inextricablement lié à l'autre. Une telle dynamique est souvent malsaine et peut conduire à une relation déséquilibrée où les partenaires ne fonctionnent pas bien individuellement.

c. Sélectionner, Non Se Résigner
Une femme émotionnellement indépendante est en position de choisir un partenaire qui correspond vraiment à ses standards et valeurs, plutôt que de se contenter de quelqu'un par peur de la solitude. Cette approche sélective est essentielle pour établir une relation durable et satisfaisante.

2. Rester Compétitive dans le Monde de la Séduction

La séduction est un art, et comme tout art, il exige de rester au sommet de son jeu pour réussir. Dans le contexte de la séduction, être compétitive ne signifie pas rivaliser avec les autres, mais plutôt devenir la meilleure version de soi-même.

a. Se Développer Continuellement
Investissez dans votre développement personnel. Soyez toujours prête à apprendre et à grandir. Lisez, voyagez, étudiez, et soyez curieuse du monde autour de vous. Une personne bien informée et bien

éduquée est intrinsèquement attirante.

b. La Confiance Comme Atout Séduction

La confiance attire. Travailler sur votre confiance en vous augmentera votre attractivité. Cela se traduit par votre façon de marcher, de parler, et de vous présenter aux autres. La confiance en soi est contagieuse et peut susciter l'intérêt et l'admiration des hommes de qualité.

c. S'Adapter Sans Se Perdre

Comprenez les dynamiques du monde actuel de la séduction. Soyez flexible et adaptable sans jamais compromettre vos valeurs fondamentales. Il est important de rester pertinente sans suivre aveuglément toutes les tendances.

d. La Présence et le Charisme

Cultivez votre présence et votre charisme. Cela implique d'être pleinement engagée dans l'instant présent lors des interactions, d'écouter activement et de montrer une véritable curiosité pour votre interlocuteur.

e. La Bienveillance: Votre Alliée

Ne sous-estimez jamais le pouvoir de la gentillesse et de la bienveillance. Ces qualités sont souvent négligées dans le monde compétitif de la séduction, mais elles peuvent vous démarquer et créer des connexions profondes et significatives.

En résumé, la chasse à un partenaire doit commencer par une quête intérieure de développement personnel et d'indépendance émotionnelle. Une femme qui se connaît, qui se respecte et qui mène une vie épanouissante en dehors de ses relations est non seulement plus apte à trouver un partenaire adéquat, mais également à construire une relation de qualité. Rester compétitive signifie s'améliorer constamment, non pour surpasser les autres, mais pour attirer naturellement et sans effort ceux qui sont en mesure d'apprécier la valeur réelle que vous apportez dans une relation.

Dans le paysage complexe des relations modernes, la distinction entre être la maîtresse ou la femme est souvent marquée par les dynamiques de pouvoir et les attentes à long terme. Ce point crucial touche au cœur même de ce que signifie être considérée comme un partenaire de vie plutôt qu'une liaison éphémère.

3 . La Dynamique de Pouvoir dans les Relations

La dynamique de pouvoir détermine souvent la nature et la direction d'une relation. Une maîtresse peut détenir un pouvoir éphémère, souvent lié à la sexualité et au mystère, mais elle est généralement perçue comme étant en position de faiblesse en matière de stabilité et d'engagement. Pour se positionner comme une femme, et donc comme une partenaire à long terme, il est important de développer une connexion qui transcende le physique et qui s'ancre dans les compatibilités émotionnelles, intellectuelles et de valeurs.

a. La Construction de la Profondeur
Pour être vue comme une potentielle partenaire à long terme, il est essentiel de construire une relation qui ait de la profondeur. Cela implique de partager des expériences, des objectifs, des rêves et des valeurs. Une femme qui souhaite une relation durable doit se connecter à son partenaire à un niveau qui va au-delà du plaisir immédiat et de la gratification.

b. Le Respect Mutuel
La femme, contrairement à la maîtresse, est souvent vue à travers le prisme du respect mutuel et de l'admiration. Il est crucial d'établir une dynamique où vous êtes respectée pour votre esprit, votre contribution et votre personnalité.

4. Maintenir une Relation Saine et Respectueuse

Pour maintenir une relation saine, il est important de se concentrer sur la communication, le respect mutuel et l'entretien d'une connexion émotionnelle profonde.

a. Communication Ouverte et Honnête
Une communication ouverte est le pilier d'une relation durable. Elle permet de résoudre les conflits, de partager les sentiments et de renforcer le lien. Encouragez la conversation honnête sans jugement ni crainte de représailles.

b. Respecter l'Individualité

Une relation saine reconnaît l'individualité de chacun. Soutenez les ambitions de votre partenaire et encouragez-le à poursuivre ses passions. Cela démontre une confiance et un respect qui sont vitaux pour une relation à long terme.

c. Engagement Réel

Montrez un engagement envers la relation en étant fiable et consistante dans vos actions. Cela crée un sentiment de sécurité et de confiance, essentiel pour une connexion durable.

d. Soutien Émotionnel

Soyez présente émotionnellement pour votre partenaire. Le soutien émotionnel renforce le lien et crée une solidarité qui peut surmonter les défis.

e. Faire Croître la Relation

Travaillez ensemble pour faire croître la relation. Fixez-vous des objectifs communs et célébrez les réussites ensemble. Cela crée un sentiment de partenariat et d'équipe.

En adoptant ces approches, une femme peut se positionner non pas comme une simple aventure, mais comme un pilier dans la vie de son partenaire. La maîtrise de la dynamique de pouvoir et le maintien d'une relation saine et respectueuse sont les clefs pour transformer une romance éphémère en un partenariat à vie. Il est essentiel de cultiver une relation basée sur la compréhension mutuelle, l'estime réciproque et un engagement profond.

5. Garder une Part de Mystère

Le mystère joue un rôle primordial dans l'attirance et le maintien de l'intérêt dans une relation. C'est un art délicat qui, lorsqu'il est bien maîtrisé, peut renforcer le désir et la fascination chez un partenaire. Pourtant, il est important de noter que le mystère ne doit pas être confondu avec l'opacité ou la tromperie. Il s'agit plutôt d'une invitation à la découverte, une promesse non verbalisée que l'on a toujours plus à offrir, et cela peut s'avérer extrêmement séduisant.

L'Importance du Mystère

Le mystère est essentiel car il suscite la curiosité et l'envie d'en savoir plus. Dans un monde où la surabondance d'informations peut mener à une saturation, conserver une part de mystère peut rendre quelqu'un d'autant plus intrigant. Cela peut inciter le partenaire à investir du temps et de l'énergie pour découvrir ce qui se cache derrière le voile subtil de l'inconnu.

a. Créer une Invitation à la Découverte
Un individu mystérieux est comme un livre dont les pages ne sont pas toutes ouvertes d'emblée. Chaque interaction doit laisser entrevoir un peu plus du caractère, des expériences et des rêves de la personne, invitant à un voyage de découverte progressive.

b. Le Charme de l'Inattendu
La surprise et l'imprévu sont des composants

essentiels du mystère. Ils maintiennent l'excitation et l'anticipation, éléments clés pour une relation dynamique et vibrante.

Équilibrer l'Ouverture et la Réserve

Maintenir un équilibre entre l'ouverture et la réserve est crucial pour ne pas basculer dans l'indifférence ou la dissimulation.

a. Partager avec Sélectivité
Choisissez judicieusement ce que vous partagez et le moment approprié pour le faire. Il n'est pas nécessaire de dévoiler tous vos sentiments, pensées ou votre passé dès les premières rencontres. Laissez place à l'exploration et à la patience.

b. Respecter Votre Espace Personnel
Gardez certains aspects de votre vie privés ou partagez-les uniquement lorsque vous pensez que le moment est venu. Cela peut concerner vos passe-temps personnels, votre temps seul ou des détails intimes de votre vie.

c. L'Art de la Subtilité
Dans la conversation, suggérez plus que vous n'affirmez. Utilisez l'art de la subtilité pour révéler vos pensées et sentiments, ce qui peut inciter votre partenaire à être plus attentif et engagé.

d. Se Renouveler Constantement
Travaillez sur vous-même pour développer de nouveaux intérêts, compétences ou passions. Non seulement cela contribue à votre croissance

personnelle, mais cela alimente également le mystère et l'intérêt de votre partenaire.

e. Moments de Silence et de Mystère
Il n'est pas nécessaire de remplir chaque silence ou de répondre à chaque question immédiatement. Un sourire énigmatique ou une pause bien placée peut parfois en dire plus qu'un flot de mots.
Garder une part de mystère ne signifie pas jouer un rôle ou dissimuler des vérités essentielles. Cela signifie plutôt valoriser votre profondeur et complexité en tant qu'individu et partager vous-même de manière réfléchie et sélective. Un mystère bien entretenu est celui qui invite à une connexion plus profonde, encourageant votre partenaire à rester engagé et attentif sur le long terme.

CHAPITRE 5 : LES AMIES TOXIQUES - LEURS IMPACTS SUR LA QUÊTE DE L'AMOUR ET LE DÉVELOPPEMENT PERSONNEL

Dans la quête d'un partenaire de qualité et l'amélioration de soi, les amitiés jouent un rôle crucial. Les amies peuvent être vos plus grandes alliées ou devenir des obstacles sur votre chemin. Comprendre comment les comportements toxiques peuvent impacter votre recherche d'amour et votre développement personnel est fondamental.

1 : Identifier les Comportements Toxiques

Habitudes de Vie Nocives :

Le Rôle des Amies dans la Spirale Destructrice
Les relations que nous entretenons ont souvent un impact profond sur nos choix de vie, et certaines amitiés peuvent s'avérer toxiques lorsqu'elles nous incitent à adopter des comportements nuisibles. Les habitudes de vie nocives encouragées par des amies peuvent créer des obstacles significatifs dans votre quête d'un partenaire de qualité. Voici une exploration plus détaillée de ce phénomène et de ses implications.

Influence des Pairs et Pression Sociale :

Il est humain de vouloir s'intégrer et de chercher l'approbation sociale. Lorsque des amies adoptent et encouragent des comportements comme la consommation excessive d'alcool ou l'usage de drogues, la pression pour se conformer peut être forte. Cela peut mener à une normalisation de ces habitudes, en les faisant apparaître comme acceptables ou même désirables.

Répercussions sur l'Image Personnelle :

L'image que vous projetez est cruciale dans la séduction. Des habitudes de vie destructrices peuvent affecter votre apparence, votre santé et votre réputation. Une personne à la recherche d'un partenaire stable et de qualité est souvent attentive à ces aspects. Des signes de négligence personnelle ou de choix de vie précaires peuvent être des répulsifs puissants.

Conséquences sur la Santé Physique et Mentale :

Les habitudes de vie malsaines ont des effets délétères sur la santé. Elles peuvent diminuer votre énergie, altérer votre jugement et affaiblir votre capacité à prendre des décisions judicieuses. Dans la dynamique de la rencontre, cela peut vous rendre moins apte à engager des conversations significatives et à montrer votre meilleur moi.

Affaiblissement du Discernement :

L'alcool et les drogues peuvent brouiller votre capacité à évaluer correctement les caractéristiques et les intentions d'un partenaire potentiel. Vous pourriez ignorer des signaux d'alerte ou vous engager dans des relations qui ne correspondent pas à vos standards habituels.

Isolement Social :

Les habitudes destructrices peuvent conduire à un isolement social, vous éloignant des réseaux qui pourraient vous introduire à des partenaires de qualité. Les opportunités de rencontre dans des cadres sains et constructifs deviennent plus rares.

Stratégies pour Rompre avec les Habitudes de Vie Nocives :

- **Reconnaissance** : Admettez l'influence négative que certaines amitiés peuvent avoir sur votre vie.

- **Fixation de Limites** : Apprenez à dire non aux invitations qui conduisent à ces comportements et à choisir des activités qui favorisent votre bien-être.

- **Chercher de l'Aide** : Si vous luttez contre des habitudes de vie destructrices, n'hésitez pas à chercher un soutien professionnel ou à vous tourner vers des groupes de soutien.

- **Recherche de Nouvelles Fréquentations** : Engagez-vous dans des communautés qui valorisent la santé et le bien-être.

- **Développement d'Habitudes Saines** : Cultivez des routines qui renforcent votre santé et votre estime de soi, comme une alimentation équilibrée, l'exercice physique et la méditation.

- **Valorisation de Soi** : Prenez conscience de votre valeur et de ce que vous méritez dans une relation. Cela vous aidera à éviter les pièges de conformité et à choisir des amitiés qui vous élèvent.

En fin de compte, il est essentiel de reconnaître

l'influence de vos amitiés sur votre vie et de faire des choix qui soutiennent votre vision d'un partenariat de qualité. Se libérer des habitudes de vie nocives est non seulement bénéfique pour votre santé physique et mentale, mais aussi pour attirer un partenaire qui respecte et valorise votre bien-être.

Discours Négatifs : L'Impact des Commentaires Destructeurs sur la Quête Amoureuse

L'environnement social dans lequel nous évoluons a un effet indéniable sur notre mentalité et notre vision du monde. Lorsque nous sommes entourées d'amies qui se complaisent dans la critique et la médisance, cela peut avoir un impact conséquent sur notre approche des relations et notre attractivité en tant que partenaire. Voici une analyse de la manière dont un discours négatif peut influencer notre parcours amoureux et des stratégies pour s'en protéger.

Propagation du Pessimisme :

Les conversations négatives, surtout lorsqu'elles deviennent une norme au sein d'un cercle d'amies, peuvent instiller un sentiment de défaitisme concernant les relations. Lorsque les plaintes et les jugements sur les hommes deviennent monnaie courante, cela peut teinter votre propre perception et vous amener à généraliser ou à anticiper le pire, rendant plus difficile la reconnaissance d'un partenaire potentiel positif et bienveillant.

Altération de l'Énergie Personnelle :

Les personnes sont naturellement attirées par des individus qui dégagent une énergie positive et confiante. Si vous vous retrouvez souvent prise dans des discussions négatives, cela peut affecter votre propre énergie et la façon dont vous interagissez avec les autres, y compris les hommes intéressants qui croisent votre chemin.

Effet sur la Confiance en Soi :

Le discours négatif constant, en particulier lorsqu'il concerne des sujets personnels tels que l'apparence ou la capacité à attirer un partenaire de qualité, peut miner la confiance en soi. Cette érosion de l'estime personnelle est souvent perceptible par les autres et peut rendre plus difficile l'établissement de connexions significatives.

Développement d'Attentes Réalistes :

Il est crucial de rester réaliste quant aux relations et d'éviter de peindre un tableau idéalisé de ce que devrait être un partenaire. Cependant, un cynisme excessif peut fermer la porte à des relations sincères et épanouissantes.

Stratégies pour Contrer le Discours Négatif :

- **Sélection des Fréquentations :** Choisissez de passer du temps avec des personnes qui ont une approche constructive et optimiste de la vie et des relations.

- **Initiation de Conversations Positives :** Lorsque les discussions prennent une tournure négative, essayez de les orienter vers des sujets plus positifs ou constructifs.

- **Exposition à des Modèles Positifs :** Cherchez des histoires et des exemples de relations réussies pour équilibrer les perspectives négatives.

- **Renforcement de l'Estime de Soi :** Travaillez sur votre propre développement personnel pour renforcer votre estime de soi, ce qui vous rendra moins susceptible à l'influence de la négativité.

- **Fixation de Limites :** Si une amie persiste dans un discours destructeur, n'hésitez pas à fixer des limites claires concernant les sujets de conversation que vous trouvez acceptables.

- **Réflexion Personnelle :** Prenez le temps de réfléchir à la manière dont ces discours vous affectent et si cela reflète réellement vos croyances et vos désirs.

En cultivant un environnement social sain et en vous entourant de personnes qui partagent une vision positive et équilibrée des relations, vous pourrez non seulement améliorer votre bien-être général, mais également augmenter vos chances de rencontrer un partenaire qui est en accord avec vos valeurs et votre état d'esprit. La positivité attire la positivité, et cela est particulièrement vrai dans le domaine de la séduction et des relations amoureuses.

Compétition pour l'Attention : Naviguer dans les Eaux Troubles de la Jalousie Sociale

La compétition amicale peut parfois être saine et pousser à l'amélioration personnelle. Cependant, lorsqu'elle se transforme en rivalité pour l'attention et l'affection, notamment dans le contexte des relations amoureuses, elle peut devenir destructrice. Voici une analyse de la compétition pour l'attention au sein d'un groupe d'amies et des moyens pour gérer cette dynamique complexe.

Les Racines de la Rivalité :

La compétition pour l'attention peut naître de l'insécurité ou d'un besoin de validation. Dans le contexte des relations, cela peut signifier rivaliser pour les regards, les compliments, ou l'intérêt d'hommes potentiels, ce qui peut créer des tensions et des conflits inutiles.

Manifestations de la Compétition :

Cette compétition peut se manifester de diverses manières : interruptions constantes lors de conversations, tentative de séduction ostentatoire en présence de vos intérêts amoureux, ou commentaires dénigrants visant à saper votre confiance en vous et votre attractivité aux yeux des autres.

Impact sur les Relations Amicales :

Une telle compétition peut rapidement éroder les fondements de l'amitié. Le respect mutuel et la confiance peuvent être compromis, et la capacité de soutenir sincèrement l'autre dans sa recherche d'un partenaire s'effrite.

Effet sur la Quête Amoureuse :

Lorsque la compétition prévaut sur le soutien mutuel, il devient difficile de présenter une image authentique et détendue, essentielle pour établir une connexion réelle avec quelqu'un. De plus, cela peut donner une impression de désespoir ou d'insécurité, ce qui est souvent peu attirant.

Stratégies pour Gérer la Compétition Amicale :

- **Communication Honnête :** Entamez un dialogue sincère avec vos amies concernant vos sentiments et la manière dont la compétition vous affecte. Une conversation ouverte peut souvent désamorcer la tension et mener à une compréhension mutuelle.

- **Évaluation des Amities :** Réévaluez vos amitiés et décidez si elles sont basées sur le respect mutuel et le soutien. Il est parfois nécessaire de prendre du recul par rapport à des amies compétitives.

· **Renforcement de la Confiance** : Concentrez-vous sur le renforcement de votre propre estime de soi. Lorsque vous êtes confiante, la compétition devient moins intimidante et vous êtes moins affectée par la dynamique de jalousie.

· **Développement d'une Stratégie Personnelle** : Déterminez vos propres valeurs et ce que vous recherchez chez un partenaire. Lorsque vous avez une idée claire de ce que vous voulez, la compétition devient moins pertinente.

· **Mise en Place de Frontières** : Soyez prête à établir des limites fermes. Si une amie agit de manière compétitive, il est parfois nécessaire de créer une distance ou de limiter les interactions en présence d'hommes potentiels.

· **Valorisation de l'Indépendance** : Ne dépendez pas trop de votre cercle d'amies pour rencontrer des partenaires. Développez votre propre réseau et cherchez des occasions de rencontrer des hommes en dehors de votre groupe habituel.

En fin de compte, une compétition excessive pour l'attention au sein d'un groupe d'amies peut être un signe qu'il est temps de réévaluer les relations et de se concentrer sur la création d'un cercle de soutien positif, qui favorise l'épanouissement personnel et romantique de chacune.

2 Surmonter l'Influence des Amies Toxiques

Le Miroir de vos Ambitions et Valeurs

La qualité des relations que nous entretenons avec nos amies peut avoir un impact profond non seulement sur notre bien-être émotionnel mais aussi sur notre parcours pour trouver un partenaire de qualité. Voici une réflexion détaillée sur l'évaluation de nos relations amicales et leur alignement avec nos aspirations amoureuses.

L'Influence des Relations Amicales :

Nos amies peuvent agir comme des miroirs qui reflètent nos propres valeurs et attitudes. Elles peuvent également influencer, souvent de manière inconsciente, nos choix et nos comportements. C'est pourquoi il est crucial d'examiner attentivement la nature de ces relations.

Évaluation de la Dynamique Amicale :

L'évaluation des amitiés débute par une introspection. Posez-vous des questions telles que : Mes amies me soutiennent-elles dans mes efforts pour trouver un partenaire de qualité ? Leurs conseils sont-ils constructifs ou négatifs ? Comment se comportent-elles dans leurs propres relations amoureuses ? Sont-elles des modèles de comportement sain et équilibré ?

Signes d'Amities Encourageantes :

Des relations saines se manifestent par un soutien mutuel lors des périodes difficiles, une joie partagée dans les moments de succès, et des conseils honnêtes mais bienveillants. Vos amies devraient vous inspirer à être votre meilleure version, tant dans la vie personnelle que dans la quête d'une relation amoureuse épanouissante.

Signes d'Amities Décourageantes :

Si les interactions avec vos amies vous laissent régulièrement anxieuse, doutant de vous-même ou découragée, cela peut être un signe que ces relations ne sont pas en accord avec vos objectifs. Les amies qui discréditent vos ambitions, qui sont constamment négatives ou qui vous tirent vers le bas, volontairement ou non, ne facilitent pas votre progression vers une vie amoureuse saine et satisfaisante.

Mesures à Prendre :

Si une amitié est troublée, envisagez d'aborder ouvertement le sujet avec l'amie concernée. Parfois, un malentendu peut être clarifié et la relation peut s'améliorer. Cependant, si les problèmes persistent, il peut être nécessaire de réduire le temps passé ensemble ou de mettre fin à l'amitié pour préserver votre propre bien-être.

Élargissement de votre Cercle Social :

Parallèlement à l'évaluation des amitiés existantes, il peut être utile d'élargir votre cercle social. Rejoindre des groupes ou des activités qui correspondent à vos intérêts et à vos valeurs peut vous mettre en contact avec des individus qui partagent vos objectifs et qui peuvent vous soutenir dans votre quête d'un partenaire adéquat.

Conclusion :

L'évaluation de vos relations est un processus continu qui nécessite de l'attention et de l'honnêteté. Les amitiés doivent être nourrissantes et enrichissantes, offrant un environnement dans lequel vous pouvez grandir et prospérer. En fin de compte, choisir des amies qui vous soutiennent et vous encouragent dans votre quête d'un partenaire de qualité est un élément essentiel pour avancer sur le chemin de l'amélioration personnelle et de la réalisation amoureuse.

La Clé d'Amitiés Saines et Soutenantes

La communication est l'un des fondements les plus importants d'une relation amicale saine. Elle est essentielle non seulement pour maintenir une compréhension mutuelle mais aussi pour établir des frontières claires. Voyons comment vous pouvez communiquer efficacement vos aspirations et vos limites.

Exprimer ses Aspirations :

Commencer par exprimer vos aspirations peut être un moyen puissant de fixer le ton dans vos relations. Expliquez à vos amies ce que vous cherchez dans la vie et pourquoi c'est important pour vous. Lorsqu'elles comprennent vos motivations et vos objectifs, elles sont plus susceptibles de vous soutenir.

Définir et Communiquer vos Limites :

Il est vital de savoir jusqu'où vous êtes prête à aller dans divers aspects de la vie. Si certaines activités ou comportements de vos amies ne cadrent pas avec vos valeurs ou nuisent à vos objectifs, il est crucial de le faire savoir.

Voici quelques étapes pour communiquer vos limites :

- **Soyez Claire et Directe :**
  - Expliquez vos limites de manière claire et sans ambages. Utilisez des "je" pour personnaliser votre message sans accuser, par exemple, "Je me sens mal à l'aise lorsque nous..."
- **Donnez des Raisons :**
  - Fournissez une raison pour vos limites. Par exemple, "Je limite ma consommation d'alcool car cela m'aide

à rester concentrée sur mes objectifs personnels et professionnels."

- **Soyez Ferme et Consistante :**
  - Une fois que vous avez établi une limite, il est essentiel de s'y tenir pour qu'elle soit respectée.
- **Réagissez Appropriément si les Limites sont Testées :**
  - Si une amie teste vos limites, répondez de manière appropriée. Si vous avez dit que vous ne sortiriez pas tard parce que vous avez une réunion importante le lendemain, tenez-vous à cette décision.

Conséquences des Limites Transgressées :

Expliquez également les conséquences de ne pas respecter vos limites. Si une amie continue de vous pousser à adopter des comportements qui ne vous conviennent pas, il peut être nécessaire de prendre du recul par rapport à cette relation.

L'Importance de l'Écoute :

La communication est une voie à double sens. Soyez également à l'écoute des attentes et des limites de vos amies. Cela montre que vous respectez leurs besoins et leurs limites autant que les vôtres.

Conclusion :

Communiquer vos aspirations et vos limites est un acte d'autonomie et de respect envers vous-même. Cela définit le cadre dans lequel vos relations peuvent évoluer de manière saine. Une amie véritable comprendra et respectera ces limites, contribuant ainsi à un cercle social qui soutient votre quête d'un partenaire de qualité.

S'Entourer pour Progresser

Le développement personnel est une quête continuelle qui peut être grandement influencée par les personnes qui vous entourent. Les amitiés que vous choisissez de cultiver peuvent soit servir de tremplin vers vos objectifs, soit vous entraver dans votre cheminement. Examinons comment privilégier des relations qui mettent l'accent sur la croissance personnelle et le respect mutuel peut enrichir votre parcours.

Choisir des Amis qui Inspirent :

Les amis qui valorisent le développement personnel sont souvent ceux qui vous inspirent. Ils peuvent partager leurs propres expériences, défis et succès, offrant des leçons précieuses et des exemples motivants.

Soutien Mutuel :

Une caractéristique clé de ces amitiés est le soutien mutuel. Ces amis sont ceux qui se réjouissent de vos réussites sans jalousie et vous soutiennent lors des périodes difficiles. Ils comprennent l'importance de l'encouragement et de la critique constructive.

Activités Ensemble :

Engagez-vous dans des activités qui favorisent la croissance personnelle avec ces amis. Cela peut inclure des séminaires de développement personnel, des ateliers, du bénévolat ou même des routines d'exercice qui renforcent la discipline et le bien-être.

Conversations Édifiantes :

Les échanges avec des amis qui priorisent la croissance personnelle tendent à être plus édifiants et orientés vers des sujets enrichissants. Ces discussions peuvent stimuler la réflexion et vous inciter à explorer de nouvelles perspectives.

Influence Positive :

Les amis qui se concentrent sur l'amélioration personnelle vous influencent positivement en vous exposant à de nouvelles idées et habitudes. Ils peuvent vous introduire à des habitudes saines, à des perspectives innovantes et à des modes de vie qui peuvent améliorer votre qualité de vie.

Exemples de Soutien à la Croissance Personnelle :

- Un ami pourrait vous recommander un livre qui a transformé sa façon de penser.
- Ensemble, vous pourriez vous inscrire à un cours qui vous aiderait à acquérir de nouvelles compétences ou à approfondir une passion.
- Vos conversations pourraient régulièrement tourner autour des objectifs personnels et des stratégies pour les atteindre.

Évaluer les Relations Actuelles :

Regardez vos amitiés actuelles et évaluez si elles favorisent votre développement personnel. Les amies qui vous entourent devraient vous élever et vous pousser vers la meilleure version de vous-même.

Conclusion :

En plaçant le développement personnel au cœur de vos relations amicales, vous créez un environnement fertile pour votre épanouissement. Investissez dans des amitiés qui célèbrent le respect mutuel et l'amélioration continue, car elles joueront un rôle crucial dans votre réussite personnelle et, par extension, dans la qualité des partenaires que vous attirerez.

Cultiver un Réseau Aligné sur vos Valeurs

Trouver des amies qui partagent vos valeurs et aspirations peut non seulement enrichir votre vie mais aussi vous positionner dans un cercle social qui favorise vos objectifs de trouver un partenaire de qualité et de s'améliorer. Voici comment établir et cultiver ces nouvelles connexions :

Identification des Valeurs et Intérêts :

Commencez par définir clairement vos valeurs fondamentales et vos intérêts. Quelles sont les qualités que vous cherchez chez une amie ? Quels types d'activités voulez-vous partager ? Cette compréhension de soi guide vos efforts de recherche et vous permet de reconnaître les bonnes opportunités quand elles se présentent.

Participation à des Groupes d'Intérêt :

Rejoignez des clubs ou des groupes locaux qui reflètent vos intérêts. Que ce soit un groupe de lecture, un club de sport, une association caritative, ou un groupe d'étude, ces environnements regroupent des individus avec des intérêts communs et des valeurs partagées.

Ateliers de Développement Personnel :

Les ateliers et séminaires de développement personnel sont des lieux privilégiés pour rencontrer des personnes qui sont également engagées dans un parcours d'amélioration de soi. L'interaction dans ces contextes peut rapidement déboucher sur des relations significatives.

Événements Communautaires :

Participez à des événements communautaires, des conférences, ou des foires qui sont alignés avec vos passions. Non seulement vous serez en mesure de contribuer à la communauté, mais vous aurez également l'occasion de tisser des liens avec d'autres personnes altruistes.

Plateformes en Ligne :

Explorez des plateformes en ligne et des applications dédiées à la mise en relation de personnes ayant des intérêts similaires. Ces outils peuvent vous aider à trouver des groupes locaux ou des événements où les chances de rencontrer des amies potentielles sont élevées.

Ouverture et Accessibilité :

Lorsque vous participez à ces événements ou groupes, soyez ouvert et accessible. Engagez-vous dans des conversations, proposez des rencontres et soyez proactive dans la construction de la relation.

Qualité sur Quantité :

Cherchez à établir des relations de qualité plutôt que de multiplier les connaissances superficielles. Il vaut mieux avoir quelques amies proches qui partagent vos valeurs que de nombreux contacts avec qui vous ne ressentez pas d'alignement profond.

Conclusion :

La recherche de nouvelles amies est un processus actif qui exige de l'ouverture et de la persévérance. En plaçant vos valeurs au centre de vos nouvelles relations, vous vous entourez de personnes qui renforcent votre propre chemin vers le développement personnel et vous aident à attirer un partenaire qui partage ces qualités essentielles.

Les relations toxiques peuvent non seulement

entraver votre quête amoureuse, mais aussi votre croissance en tant que personne. En choisissant consciemment de vous entourer d'amies qui vous soutiennent et partagent vos aspirations, vous créez un cercle social qui favorise les rencontres significatives et une image personnelle forte et positive. C'est dans cet espace nourrissant que vous êtes le plus susceptible de rencontrer un partenaire qui vous correspond et qui valorise la personne que vous êtes en train de devenir.

CHAPITRE 6 : EXERCICES

Pour développer l'art de maintenir une part de mystère dans les interactions sociales et romantiques, voici une série d'exercices pratiques que vous pouvez entreprendre :

Exercice 1: L'Écoute Sélective et la Révélation Graduelle

Objectif : Pratiquer la révélation de soi à un rythme mesuré.

Instructions :

•	Lors de votre prochaine conversation, concentrez-vous sur l'écoute plutôt que sur le partage.

•	Posez des questions ouvertes pour encourager l'autre personne à parler davantage.

•	Choisissez une seule chose intéressante sur vous que vous aimeriez partager et attendez le moment opportun pour le faire.

•	Observez la réaction de votre interlocuteur

à cette révélation mesurée.

Exercice 2: Le Silence Éloquent

Objectif : Utiliser le silence pour créer de l'intérêt.

Instructions :

- Dans une conversation, faites une pause avant de répondre à une question personnelle.
- Utilisez le temps de silence pour réfléchir à la meilleure façon de répondre de manière succincte et intrigante.
- Notez si la pause suscite de l'intérêt ou de l'engagement chez l'autre personne.

Exercice 3: Le Suggestion plutôt que l'Affirmation

Objectif : Maîtriser l'art de suggérer sans tout dévoiler.

Instructions :

- Lorsque vous parlez de vos expériences ou intérêts, utilisez des phrases qui invitent à la curiosité sans donner trop de détails, comme "J'ai une passion pour une certaine forme d'art que peu connaissent...".
- Laissez l'autre personne poser des questions pour en savoir plus.

Exercice 4: La Découverte Personnelle

Objectif : Se renouveler continuellement pour entretenir le mystère.

Instructions :

- Choisissez un nouveau passe-temps ou intérêt à explorer.
- Investissez du temps pour vous y consacrer en privé sans le partager sur les réseaux sociaux ou dans les conversations.
- Lorsque vous avez acquis une certaine compétence ou connaissance, mentionnez-le subtilement dans une discussion et voyez si cela éveille la curiosité.

Exercice 5 : La Garde-robe Mystérieuse

Objectif : Utiliser le style personnel pour créer un air de mystère.

Instructions :

- Révisez votre garde-robe et sélectionnez des pièces qui sont élégantes mais laissent place à l'interprétation.
- Évitez de porter des vêtements qui révèlent trop ou qui sont trop explicites sur votre personnalité.
- Expérimentez avec des accessoires qui ajoutent une touche de mystère, comme un chapeau stylé ou une pièce de bijouterie unique.

Exercice 6 : Le Journal du Mystère

Objectif : Réfléchir sur votre capacité à maintenir le mystère.

Instructions :

- Tenez un journal où vous notez vos interactions quotidiennes.

- Réfléchissez à comment vous avez maintenu ou révélé le mystère dans ces échanges.
- Écrivez des stratégies sur comment vous pourriez améliorer l'équilibre entre révélation et réserve.

Exercice 7: L'Art de l'Anecdote

Objectif : Raconter des histoires de manière captivante sans trop se dévoiler.

Instructions :

- Pensez à trois anecdotes personnelles que vous pourriez raconter lors d'une rencontre.
- Reformulez-les de façon à ce qu'elles suscitent la curiosité sans donner tous les détails.
- Pratiquez-les seul(e) ou avec un(e) ami(e) et demandez des retours sur la manière dont votre histoire a été perçue.

Exercice 8: Les Réponses Évasives Charmantes

Objectif : Apprendre à répondre de façon charmante sans donner trop d'informations.

Instructions :

- Quand quelqu'un vous pose une question directe sur votre vie, pensez à une réponse évasive mais charmante.
- Par exemple, si on vous demande « Où êtes-vous allé(e) en vacances ? », vous pourriez

répondre : « Dans un petit coin de paradis qui ressemblait étrangement à un rêve d'enfant. »

•	Voyez si cette réponse conduit à plus de questions et maintient l'intérêt.

Exercice 9: La Lecture Sélective

Objectif : Développer un intérêt culturel qui suscite l'intérêt sans trop en révéler.

Instructions :

•	Choisissez un livre peu connu ou un sujet niche et renseignez-vous dessus.

•	Lorsque le sujet se prête à une conversation, mentionnez votre lecture en cours sans entrer dans les détails.

•	Voyez si cela pique la curiosité de votre interlocuteur.

Exercice 10: Le Regard Énigmatique

Objectif : Maîtriser l'expression non verbale pour ajouter une couche de mystère.

Instructions :

•	Devant un miroir, pratiquez différentes expressions de votre visage qui sont ouvertes à l'interprétation : un sourire subtil, un regard lointain, etc.

•	Lors de vos interactions, utilisez ces expressions pour compléter vos réponses verbales, ajoutant ainsi une dimension de mystère.

Exercice 11: La Politique de Divulgation

Objectif : Mettre en place des limites claires sur ce que vous partagez.

Instructions :

•   Déterminez à l'avance quels sujets vous êtes à l'aise de partager et ceux que vous préférez garder pour vous.

•   En conversation, lorsque ces sujets sont abordés, pratiquez la redirection ou la réponse qui respecte vos limites personnelles de partage.

Exercice 12: Le Jeu de la Question

Objectif : Se familiariser avec le fait de répondre par une question pour maintenir le mystère.

Instructions :

•   Lorsque vous êtes interrogé(e) sur quelque chose de personnel, répondez par une question qui relance l'intérêt vers l'autre personne.

•   Par exemple : « C'est une bonne question, et toi, quelle est ton expérience avec cela ? »

•   Évaluez si cela crée une dynamique de conversation plus équilibrée et intrigante.

En pratiquant ces exercices, vous affinerez votre capacité à maintenir un équilibre entre partage et réserve, ce qui est essentiel pour garder une part de mystère dans vos relations.

CONCLUSION

Au terme de ce parcours initiatique consacré à la découverte de soi et à la séduction consciente, nous nous trouvons face à une vérité aussi inébranlable qu'elle est souvent omise : le terrain de départ dans la quête d'un partenaire de qualité n'est pas équitablement réparti. Il s'agit d'une mosaïque de circonstances, d'opportunités et de défis qui varie d'une personne à l'autre. Reconnaître cette réalité n'est pas un aveu de défaite mais un appel à la résilience, à la détermination et à la transformation personnelle.

Il est vital de comprendre que la séduction n'est pas le but ultime mais plutôt un aspect parmi d'autres de l'épanouissement personnel. L'amélioration de soi dépasse largement les frontières de la recherche d'un compagnon; elle englobe la totalité de notre être et touche à tous les domaines de notre existence. Ce processus d'embellissement intérieur n'est pas linéaire, ni toujours aisé, mais il est la clé d'une vie riche de sens et de contentement.

Développer la capacité d'auto-diagnostic est l'un des plus grands services que l'on puisse se rendre. Cela exige d'exercer un regard critique et bienveillant sur notre propre personnalité, nos comportements et nos choix de vie. C'est une compétence qui, une fois maîtrisée, se révèle être un outil puissant de navigation à travers les complexités des relations humaines et les épreuves de la vie.

Comprendre les principes subtiles qui sous-tendent les interactions humaines est comparable à déchiffrer un code ancien qui ouvre les portes de multiples réalités. En assimilant ces règles non écrites, nous pouvons commencer à influencer activement la toile de notre existence, tissant des liens significatifs et orientant notre trajectoire vers ce que nous désirons authentiquement.

À travers les pages de ce livre, nous avons exploré les stratégies pour se présenter sous son meilleur jour, pour reconnaître et attirer des partenaires de qualité, et pour naviguer dans le monde complexe de la séduction avec grâce et efficacité. Mais au-delà de ces stratégies, nous avons mis l'accent sur l'importance d'être vrai avec soi-même et avec les autres, de valoriser l'intégrité et la profondeur émotionnelle, et de cultiver une vie riche et équilibrée, indépendamment de la présence d'un partenaire.

Que les enseignements contenus dans ce livre vous servent de fondations sur lesquelles bâtir une existence authentique et épanouie. Que chaque jour soit une occasion d'apprendre, de grandir, et de choisir consciemment le chemin qui vous mène vers une vie qui reflète vos valeurs les plus profondes, vos passions les plus intenses, et vos rêves les plus audacieux.

Enfin, rappelez-vous que le chemin vers l'amour véritable, que ce soit envers soi-même ou envers un autre, est pavé de patience, de compréhension et de persévérance. La séduction n'est qu'un aspect de ce parcours. La véritable conquête est celle de l'auto-réalisation et de la sérénité intérieure.

Avec chaque page tournée, vous avez semé les graines de la sagesse et de l'auto-compassion. Maintenant, regardez-les germer, croître et s'épanouir en un jardin intérieur d'où rayonnera une confiance et une paix qui attireront naturellement vers vous ceux qui sont en quête de la même harmonie.

Que ce livre soit un phare qui vous guide non seulement vers une rencontre amoureuse enrichissante, mais vers une rencontre transcendante avec votre propre essence. Que ce soit le début d'un voyage vers une maîtrise de soi qui ouvre la porte à des amours plus vraies, plus profondes et plus durables.